AF609929

T 350
143

MENSURATION

DES AIRES DU CRANE

ET DE LA FACE

PAR UN PROCÉDÉ NOUVEAU

RELATION ENTRE CES AIRES

EXTRAIT

D'UNE COMMUNICATION FAITE A LA SOCIÉTÉ D'ANTHROPOLOGIE

Dans la Séance du 5 Août 1880

Par le Docteur BEAUMANOIR

MÉDECIN DE LA MARINE

Chef des travaux anatomiques à l'Ecole de Médecine navale de Brest.

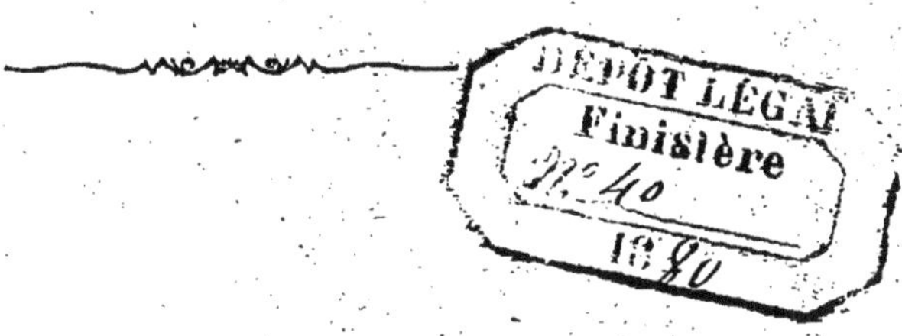

BREST

IMPRIMERIE F. HALÉGOUET, RUE KLÉBER, 11

1880

Tb 50
43

MENSURATION

DES AIRES DU CRANE

ET DE LA FACE

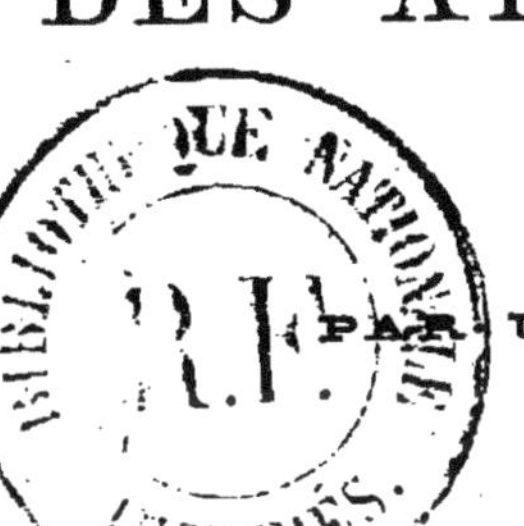

PAR UN PROCÉDÉ NOUVEAU

RELATION ENTRE CES AIRES

EXTRAIT

D'UNE COMMUNICATION FAITE A LA SOCIÉTÉ D'ANTHROPOLOGIE

Dans la Séance du 5 Août 1880

Par le Docteur BEAUMANOIR

MÉDECIN DE LA MARINE

Chef des travaux anatomiques à l'Ecole de Médecine navale de Brest.

BREST

IMPRIMERIE F. HALÉGOUET, RUE KLÉBER, 11

1880

BIBLIOTHÈQUE NATIONALE R.F. IMPRIMÉS

Tb50 143

MENSURATION

DES AIRES DU CRANE ET DE LA FACE

PAR UN PROCÉDÉ NOUVEAU

RELATION ENTRE CES AIRES

Le procédé de mensuration que je propose est basé sur le fait suivant :

« Il est possible de mesurer exactement une surface limitée par une courbe non soumise à la géométrie. » Pour cela, on prend une feuille de zinc laminé d'une homogénéité parfaite. Si le zinc est bien laminé, l'épaisseur est partout la même ; si l'homogénéité est parfaite, la densité ne varie en aucun point. Ces deux conditions remplies, il est clair qu'un centimètre carré, pris en un endroit quelconque de la feuille, aura toujours le même poids. Dès lors, taillons dans la feuille de zinc une figure quelconque, limitée par une courbe aussi irrégulière que l'on voudra, il sera facile de calculer rigoureusement la surface ainsi obtenue. En effet, on pèse la figure, découpée dans le zinc, avec une balance de précision ; on pèse également un centimètre carré pris dans la même feuille. La feuille, qui a fourni le centimètre carré et la figure dont il s'agit de mesurer la surface, ayant partout la même épaisseur et la même densité, les surfaces seront entre elles comme leurs poids. Si donc le centimètre carré pèse 10 centigrammes, par exemple, et la figure 18 grammes 70 centigrammes, il suffira de diviser 18.70 par 0.10 pour avoir la surface demandée, qui sera, dans le cas supposé, de 187 centimètres carrés.

Inutile de dire qu'au lieu de zinc on pourrait tout aussi bien se servir d'une autre feuille métallique ou d'une simple feuille de carton, bien homogène et ayant partout la même épaisseur.

Appliquons ces données à la mensuration des aires du crâne et de la face.

Sur une tête sèche, dépourvue de maxillaire inférieur, on pratique, à la scie, une section antéro-postérieure, bien exactement dans le plan médian, de manière à la diviser en deux moitiés symétriques. On pourrait laisser en place le maxillaire inférieur et le diviser à la symphyse du menton, mais il est d'usage de ne pas le comprendre dans la mensuration des aires précitées.

Je ferai donc abstraction de cet os dans mon procédé, dont je continue la description. Une des moitiés de la tête est appliquée à plat, par son plan médian, sur une feuille de zinc laminé. Avec un stylet, tenu bien verticalement, ou simplement avec une aiguille à tricoter aiguisée, on suit les contours de la tête, sans que la pointe de l'instrument abandonne un seul instant la feuille métallique sur laquelle elle imprime son trajet. Quand le tour de la tête est fait, le stylet est revenu à son point de départ et le tracé obtenu donne la projection verticale exacte de la section médiane de la tête, crâne et face, sur la feuille employée. Appelons ce tracé ou patron, commun à la face et au crâne, patron n° 1. Il représente l'ensemble des aires du crâne et de la face.

Pour avoir les patrons reproduisant isolément les aires crânienne et faciale, rien de plus simple. La moitié de tête maintenue en place dans la position où elle était pour le tracé du patron n° 1, on marque sur ce tracé un premier point de repère au niveau de l'épine nasale antéro-supérieure, et un second au niveau de la suture du vomer avec le corps du sphénoïde. Cela fait, on enlève la moitié de tête de dessus la feuille de zinc. Puis, avec un fil de laiton ou de plomb assez flexible pour se plier aisément, mais assez résistant pour garder les courbures à lui imprimées, on suit, sur la section médiane de la tête, la ligne sinueuse qui sépare le crâne de la face, en partant de l'épine nasale antéro-supérieure pour aboutir à la suture sphéno-vomérienne. Le fil, ainsi modelé et coupé à ses deux extrémités, est appliqué sur le patron n° 1, l'extrémité répondant à l'épine nasale sur le premier point de repère, et l'extrémité répondant à la suture sphéno-vomérienne sur le second point de repère. Il ne reste plus qu'à suivre avec le stylet le fil métallique pour diviser le patron n° 1 en deux patrons secondaires : l'un qui donne l'aire crânienne, patron n° **2** ; l'autre qui donne l'aire faciale, patron n° 3.

Avec une cisaille ou avec un ciseau à froid, on découpe les patrons ainsi tracés.

Reste à mesurer les surfaces ou aires. A cet effet, on taille un centimètre carré dans la même feuille de zinc. Alors intervient la balance. On pèse ce centimètre carré qui sert d'étalon, soit 25 centigrammes son poids. On pèse chacun des patrons : Supposons que le poids du patron n° 2 soit de 46 grammes 20 centigrammes, et celui du patron n° 3 de 10 grammes 50 centigrammes ; le poids du

BIBLIOTHÈQUE NATIONALE R.F.

patron n° 1, qui n'est que la réunion des deux précédents, sera évidemment de 46 grammes 20, plus 10 grammes 50, soit 56 grammes 70. Au reste, pour contrôler les pesées des patrons n° 2 et n° 3, on peut peser directement le patron n° 1. Ce contrôle permet de s'assurer si la feuille de zinc est bien homogène et bien laminée. Pour avoir la surface ou l'aire des divers patrons, on divise le poids de chacun d'eux par le poids du centimètre carré. Dans le cas actuel, l'aire du patron n° 1 sera de 227 centimètres carrés; celle du patron n° 2 de 185 centimètres carrés; enfin, celle du patron n° 3 de 42 centimètres carrés. Pour avoir la relation entre l'aire crânienne et l'aire faciale, il suffit de diviser la première par la seconde, soit 185 par 42. Le quotient est 4.40. L'aire de la face est donc à l'aire du crâne comme 1 est à 4,40.

Ces chiffres sont ceux que m'a donnés la tête sur laquelle j'ai opéré, et dont on trouvera les divers patrons aux planches ci-jointes. Il est bien entendu qu'il ne faut attacher qu'une importance relative aux résultats consignés ici. J'ai pris, pour opérer, la première tête venue. Avec d'autres têtes, les chiffres pourraient être plus ou moins différents. Ce n'est, en effet, il faut bien se le rappeler, que le mode d'opérer que j'indique, sans tirer des conséquences qui ne peuvent se déduire que d'une longue série de mensurations faites sur des crânes appartenant aux diverses races humaines.

La mesure de l'aire crânienne, telle que je viens de la décrire, est prise par l'extérieur du crâne. Il peut être très-important d'avoir cette aire par l'intérieur. La face intérieure ou interne est, en effet, immédiatement en contact avec l'encéphale et ses enveloppes. Or, l'aire crânienne extérieure ne peut, en aucune façon, donner de notion précise sur l'aire intérieure, à cause de l'épaisseur très-variable des parois du crâne et du développement non moins variable des sinus frontaux et sphénoïdaux.

MENSURATION DE L'AIRE INTÉRIEURE DU CRANE

On peut employer deux procédés :

Premier procédé. — La tête sciée en deux, comme je l'ai dit plus haut, une des moitiés est appliquée, à plat, par son plan médian, sur une couche bien uniforme de cire à mouler étendue sur une table ou sur une lame métallique. On exerce, sur la région latérale du crâne, une pression assez forte pour que la section médiane de la tête laisse son empreinte sur la cire, tant pour l'intérieur que pour l'extérieur du crâne. On découpe alors dans la feuille de zinc laminé un patron qui s'adapte exactement à l'empreinte laissée par la surface interne du crâne. Si ce patron est bien fait, il s'encadre à merveille dans la section médiane de la boîte crânienne qu'il ferme à la manière d'un obturateur. Ce patron, que j'appellerai n° 4, représente l'aire intérieure du crâne.

Second procédé. — On fait une fenêtre à la région latérale du crâne par une section verticale antéro-postérieure, c'est-à-dire parallèle à la section médiane. La moitié de tête appliquée, à plat, par son plan médian, sur la feuille de zinc, on introduit le stylet par la fenêtre sus-indiquée, et l'on suit avec la pointe de l'instrument le contour du crâne en rasant sa paroi interne, de manière à tracer un patron sur le zinc. Ce patron n° 4 découpé, on en calcule la surface (aire crânienne intérieure), comme on l'a fait pour les autres patrons.

Le second procédé de mensuration de l'aire intérieure est plus simple et d'une exécution plus facile que le premier, mais il a l'inconvénient réel de mutiler un peu la tête, en enlevant une calotte osseuse sur la région latérale du crâne. Bien que plus long et plus compliqué, le premier aura sans doute la préférence.

Voici ce que m'a donné comme aire crânienne intérieure la tête sur laquelle j'ai pris les patrons n°s 1, 2 et 3.

AIRE CRANIENNE INTÉRIEURE	Poids : 39 grammes 5 centigrammes.
	Surface : 152 centimètres carrés.

La relation entre l'aire crânienne intérieure et l'aire faciale est égale au quotient de 152 divisé par 42, soit de 3.71 à 1.

Tel est le procédé de mensuration que j'ai exposé devant la Société d'anthropologie. Tout le monde conviendra, je pense, qu'il permet de mesurer rigoureusement, à une fraction de centimètre carré près, les aires intérieure et extérieure du crâne et l'aire de la face, de même que la relation qui existe entre ces aires. Je n'ai point besoin d'insister pour prouver qu'il est plus simple et plus facile que les procédés connus et employés jusqu'ici. De plus, il ne demande l'usage d'aucun instrument spécial. Les procédés de Camper, de Geoffroy Saint-Hilaire, de Jacquart, de Segond et autres, reposant sur des mesures angulaires, ne pouvaient donner et ne donnent en effet que des résultats approximatifs pour ne pas dire erronés. Cela vient de ce que les instruments, dont se servent ces auteurs, ne prennent la face que par ses diamètres, sans pouvoir se mouler en quelque sorte sur les courbes irrégulières qui limitent les surfaces, et qu'en outre ils ne tiennent pas compte de l'épaisseur variable des parois du crâne ni du développement plus ou moins considérable des sinus. Mon procédé, au contraire, prend, sur la section médiane de la tête, l'aire faciale, les aires intérieure et extérieure du crâne, telles qu'elles se présentent en réalité dans tout leur développement, et permet de calculer rigoureusement ces surfaces, quelque irréguliers que soient les contours qui les limitent.

Deux objections m'ont été faites par un membre de la Société d'anthropologie. Elles consistent en ceci :

Première objection : « Il y a mutilation de la tête par la section médiane ; cette tête ne peut plus que difficilement servir à des études d'un autre ordre. » Je ne puis accepter et j'ai repoussé cette objection, car les deux moitiés de tête se réaccordent très-facilement pour reconstituer une tête entière, et peuvent se fixer l'une à l'autre, soit avec des crochets, soit à l'aide de tiges métalliques implantées dans les parois du crâne. Cela se fait tous les jours. Toute la mutilation se réduit à une très-légère perte de substance égale en épaisseur au champ de la scie que l'on peut prendre le plus mince possible. Les deux moitiés remises en place par juxtaposition, la tête conserve absolument sa configuration primitive. Les diamètres vertical et antéro-postérieur restent les mêmes ; le diamètre transverse seul est diminué d'une quantité égale à la petite perte de substance subie, ce qui est vraiment bien peu de chose, et ce dont, en tout cas, on peut tenir compte dans la mesure de ce diamètre.

Sans la division de la tête en deux, il n'y a pas moyen d'avoir, sous les yeux, l'aire de la face ni les aires intérieure et extérieure du crâne ; on ne peut pas établir les limites qui séparent le crâne de la face. Ce qui devient on ne peut plus simple par les moyens que j'ai indiqués.

Seconde objection : « Cette détermination, rigoureuse, il est vrai, des aires du crâne et de la face, sera-t-elle de quelque utilité en anthropologie ? » A voir les tentatives aussi nombreuses que peu réussies faites pour mesurer ces aires, je serais bien tenté de répondre : oui. Mais ne préjugeons de rien. Quand on aura, par mon procédé, mesuré un très-grand nombre d'aires crâniennes et faciales, quand on aura calculé la relation exacte qui existe entre ces aires, on verra alors s'il peut rendre des services. Je n'ai pas, à ma disposition, assez de têtes pour trancher la question d'utilité. C'est une lacune dans ce petit travail, j'en conviens. Mon but, au reste, en faisant la communication ci-dessus, a été purement et simplement d'apporter un procédé rigoureux pour la solution d'un problème à l'ordre du jour depuis bien des années. C'est l'affaire des anthropologistes de voir si la solution de ce problème donnera des résultats pratiques au point de vue de l'étude des diverses races humaines. Mais dorénavant on aura sous la main un moyen aussi sûr qu'aisé et peu dispendieux d'établir la relation entre les aires du crâne et de la face, ce que l'on n'avait pas jusqu'ici. C'est toujours autant d'acquis à l'anatomie.

Brest, le 1er Septembre 1880.

Dr BEAUMANOIR.

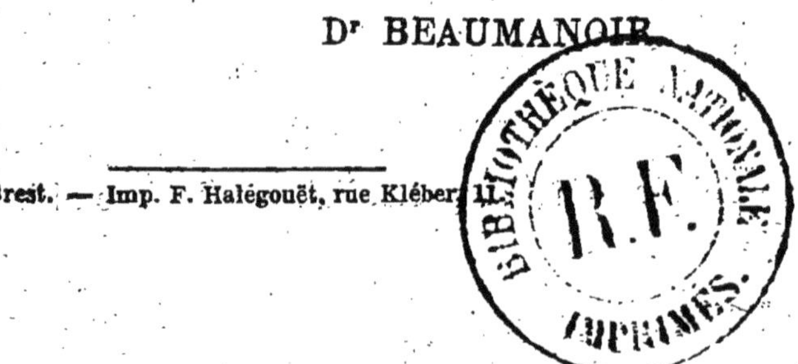

Brest. — Imp. F. Halégouët, rue Kléber, 11.

Le tracé bleu est le patron N° 1, grandeur naturelle. Il donne l'ensemble de l'aire de la face et de l'aire extérieure du crâne.
Il a une surface égale à 227 centimètres carrés.

NCHE 1

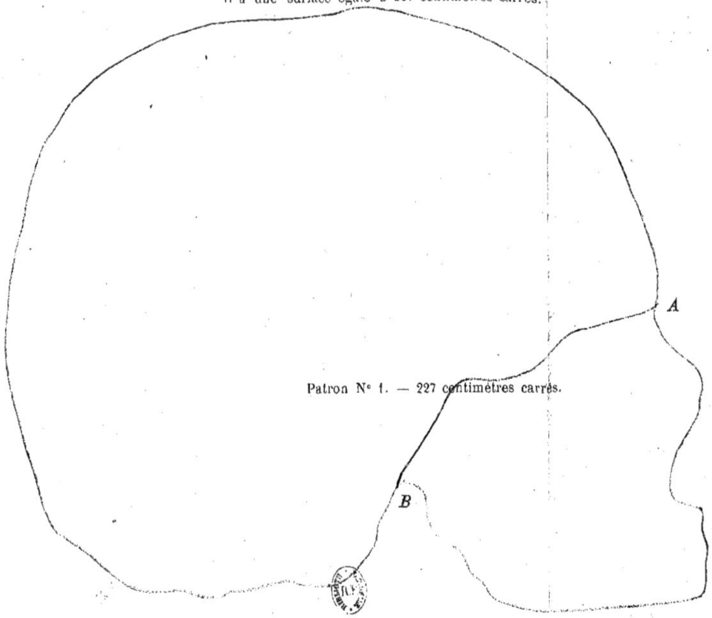

arré étalon.

Patron N° 1. — 227 centimètres carrés.

A

B

uge AB est la ligne de démarcation ou limite entre le crâne et la face sur la section médiane de la tête. *A* répond à l'épine nasale antéro-supérieure, *B* à la secture du vomer avec le corps du sphénoïde.

PLANCHE 2

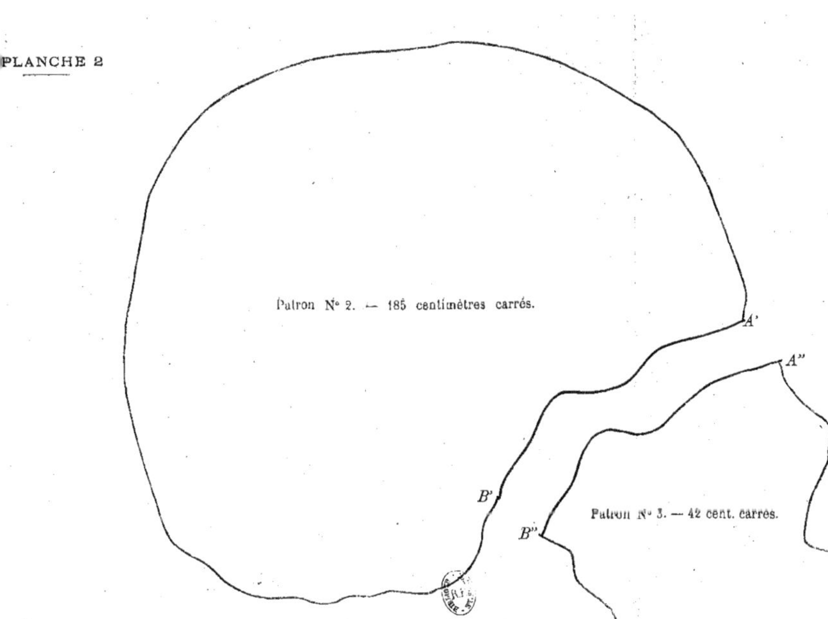

Patron N° 2 donne l'aire extérieure du crâne; le Patron N° 3, l'aire de la face (grandeur naturelle). Les parties rouges *A'B'*, *A"B"* des tracés, correspondent à la ligne rouge *AB* du Patron N° 1, planche 1. Seulement sur la planche 2 les Patrons N°s 2 et 3 sont isolés au lieu d'être réunis comme sur la planche 1.

CHE 3

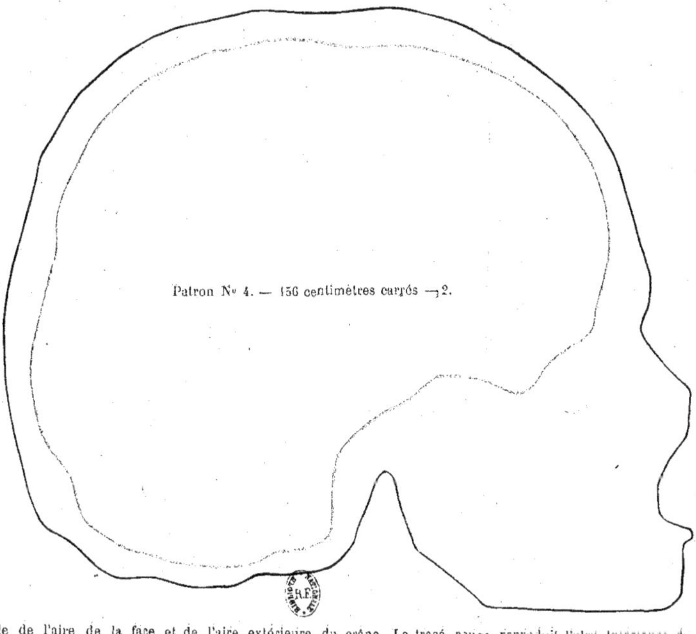

Patron N° 4. — 156 centimètres carrés —2.

R.F. BIBLIOTHÈQUE NATIONALE

eu donne l'ensemble de l'aire de la face et de l'aire extérieure du crâne. Le tracé rouge reproduit l'aire intérieure du crâne. L'espace compris le tracé rouge et le tracé bleu représente sur la section médiane de la tête, l'épaisseur des parois du crâne, sinus compris, et l'aire de la face.

Tout est grandeur naturelle.

BIBLIOTHEQUE NATIONALE DE FRANCE
3 7531 03287896 0

www.ingramcontent.com/pod-product-compliance
Ingram Content Group UK Ltd.
Pitfield, Milton Keynes, MK11 3LW, UK
UKHW020411250726
13967UKWH00006B/2586

9 782012 96277